DE LA VALEUR CLINIQUE

DE LA

PECTORILOQUIE APHONE

LYON. — IMP. PITRAT AINÉ, RUE GENTIL, 4.

DE LA VALEUR CLINIQUE

DE LA

PECTORILOQUIE APHONE

PAR

PAUL VALAT

DOCTEUR EN MÉDECINE, EX-INTERNE DES HOPITAUX DE LYON

PARIS

LIBRAIRIE J.-B. BAILLIÈRE ET FILS

19, RUE HAUTEFEUILLE, PRÈS DU BOULEVARD SAINT-GERMAIN

1878

A MA MÈRE

A MA TANTE LAVYROTTE

A MON ONCLE L'ABBÉ VALAT

EX-AUMONIER ET PROFESSEUR DE PHILOSOPHIE AU COLLÈGE
DE BÉZIERS
OFFICIER D'ACADÉMIE

INTRODUCTION

Ce n'est pas sans appréhension que nous abordons dans notre thèse inaugurale un sujet sur lequel, dans un espace de temps relativement restreint, ont été publiés des travaux recommandables. De tous les phénomènes d'auscultation la pectoriloquie aphone n'est pas le plus facile à saisir et à interpréter. Plus d'un habile observateur peut, de la meilleure foi du monde, se laisser induire en erreur.

Notre tâche offrait ses difficultés. Par de judicieux conseils basés sur l'autorit éd'une savante expérience. M. le Dr Raymond Tripier, professeur agrégé de la faculté de médecine de Lyon, nous a aplani les obstacles ; nous lui en exprimons toute notre reconnaissance.

Si imparfaite que soit cette œuvre, tous nos maîtres dans les hôpitaux voudront bien en accepter l'hommage ; ils n'y verront que le travail d'un élève sans doute bien insuffisant, mais qui gardera toujours le souvenir de leurs sages avis et de leur bienveillante sympathie.

Que tous nos collègues d'internat trouvent ici le témoignage d'une sincère amitié, et M. Badolle celui d'une gratitude toute particulière pour le concours dévoué qu'il nous a prêté.

Lyon, 26 novembre 1878.

DE LA VALEUR CLINIQUE

DE LA

PECTORILOQUIE APHONE

HISTORIQUE

En 1875, le docteur Baccelli, étudiant la transmission des sons à travers les liquides endo-pleurétiques de différente nature[1], attirait l'attention du monde médical sur un phénomène particulier, qu'il a appelé la *voix* ou *pectoriloquie aphone*. Celle-ci n'apparaît que dans des conditions déterminées ; auscultez un malade réalisant ces dernières en lui faisant prononcer *tout bas* des syllabes rudes et sonores telles que le mot trente-trois (en italien, *trenta trè*), il semble vous chuchoter directement à l'oreille. La transmission vocale est plus concen-

---

[1] Guido Baccelli, Sulla trasmissione dei suoni attraverso i liquidi endo-pleurisi di differente natura. (Ext. des *Arch. di medicina, chirurgia e igiene*, 1875.)

trée, plus limitée et plus nette que la résonnance de la voix haute, car elle est plus isolée des consonnances thoraciques, qui accompagnent ordinairement cette der-nière.

Telle est en substance la façon dont s'est exprimé le professeur de Rome sur la nature de cette modification des sons articulés. Selon lui elle se manifeste d'autant mieux dans les cas d'épanchement que celui-ci est constitué par un liquide plus ténu, plus léger, plus homogène et se rapprochant davantage du sérum. Plus au contraire le liquide épanché est épais, dépourvu d'homogénéité par la présence d'éléments morphologiques ou corpusculaires, purulent en un mot, moins sera facile, complète et étendue la transmission de la vibration même la plus forte, telle que celle d'un mot prononcé à haute voix.

Cette double proposition admise, le professeur Baccelli est amené à considérer la présence ou l'absence de la pectoriloquie aphone dans un cas d'épanchement comme absolument suffisante à *elle seule* à affirmer positivement et sûrement l'état séreux ou purulent de cet épanchement. Jamais aucune autopsie ni aucune thoracentèse n'aurait apporté à son diagnostic un seul démenti. Bien plus, il regarde comme insuffisant l'ensemble des signes attribués jusqu'ici à l'empyème, et avance, contrairement à l'opinion de Trousseau, que la fièvre la plus violente, la plus prolongée, peut accompagner des épanchements non purulents, tandis que la transmission des vibrations respiratoires et vocales, variable avec la nature des épanchements, fournit le critérium absolu du diagnostic différentiel, *il sovrano criterio differenziale.*

Bientôt cette théorie si simple, si séduisante, vulgarisée

d'abord par M. le docteur Noel Guéneau de Mussy[1], fut l'objet en France de travaux divers. M. Mercadier[2] s'y rallie entièrement ; l'auteur s'appuie sur huit observations qui toutes, à l'exception d'une seule, nous montrent la pectoriloquie aphone en coïncidence avec le souffle et l'égophonie. La présence de ces deux derniers signes est simplement mentionnée sans qu'il en soit tiré une seule déduction sur la relation devant exister entre eux et la pectoriloquie aphone. Les conclusions de M. Mercadier sont celles de M. Baccelli avec une sorte de restriction dans la première : « La pectoriloquie aphone est un symptôme *très fréquent* de la pleurésie séreuse. » Ici, ce signe n'est pas considéré comme constant et par conséquent non plus comme un élément infaillible de diagnostic.

En ce qui concerne les épanchements, M. Aussilloux[3] est partisan convaincu de l'interprétation donnée par le promoteur de la méthode à ce signe d'auscultation et lui accorde également la plus haute importance. Son opinion est fondée sur une série d'expériences entreprises avec des liquides différents par leur état moléculaire et leur densité. En outre, M. Aussilloux ne considère pas la voix aphone comme propre seulement aux cas d'épanchements pleuraux, il la reconnaît aussi comme liée à tous ceux dans lesquels les vibrations sont transmises aux parois thoraciques par un tissu induré.

M. Hermet avait déjà, deux ans auparavant, envisagé

---

[1] *Union médicale,* Paris, 1876, pages 3, 33, 50, 157, 193, 205, 233, 257, t. XXI, 3ᵉ série.

[2] Mercadier (thèse de Paris, août 1876), *De la pectoriloquie aphone dans la pleurésie.*

[3] Charles Aussilloux, *Des épanchements pleurétiques, diagnostic par l'auscultation de la voix aphone;* th. de Montpellier, 1878,

la question à ce nouveau point de vue[1]. Les recherches qu'il fit dans cette voie l'ont conduit à ce résultat que, n'étant point un signe propre à une affection, la pectoriloquie se rencontre dans des maladies diverses ayant toutes pour caractère univoque et fondamental, « *l'induration pulmonaire.* » Dans la pleurésie, quel que soit le liquide, de même dans l'épanchement gazeux, c'est toujours l'induration ou le tassement du poumon refoulé, qui joue le principal rôle. En donnant une telle conclusion, M. Hermet ne peut être qu'un détracteur de Baccelli et de tous ceux qui appuient sa doctrine. Il est vrai que l'auteur parle à peine de la pleurésie au point de vue de la nature du liquide, ou du moins se borne à citer Baccelli en semblant l'approuver. Cependant il suffit d'examiner différents malades pour constater que M. Hermet a démontré un fait vrai. Celui-ci bien établi doit infirmer complètement la valeur de la voix aphone en tant que *signe unique* de la nature et même de la présence d'un liquide pleural, puisqu'on peut la constater dans d'autres états pathologiques en l'absence de tout épanchement.

En 1878, M. le docteur Raymond Tripier, intervenant dans la discussion, se mit en opposition avec Baccelli. L'observation clinique rigoureuse, toujours contrôlée par la nécropsie ou la thoracentèse, fut constamment apportée dans l'étude des faits sur lesquels devait être établie l'interprétation donnée à la pectoriloquie aphone par le savant médecin de l'Hôtel-Dieu de Lyon. Exposer cette interprétation et en tirer les conclusions auxquelles

---

[1] Hermet, *Recherche de la pectoriloquie aphone dans toutes les affections pulmonaires* ; th. Paris, décembre 1876.

elle doit aboutir, tel est l'objet de ce travail. Mais, au lieu de nous borner à cette exposition pure et simple, nous entendons lui donner ici une extension et des développements que ne pouvait et ne devait pas comporter la communication faite par M. Tripier au sein de la Société des sciences médicales.

Quiconque lira sans idée préconçue les travaux du professeur Baccelli voudra, comme pour tous les faits d'observation, contrôler l'exactitude de cette proposition qui est toute sa théorie : « Pectoriloquie aphone — épanchement séreux ou homogène ; pas de pectoriloquie aphone — épanchement purulent ou non homogène. » Celle-ci, pour l'auteur, est tellement vraie, tellement absolue qu'il en fait une sorte de loi et lui donne pour ainsi dire la précision d'une formule mathématique ; c'est là ce que nous vérifierons dans un premier chapitre.

Les observations à l'aide desquelles nous nous serons édifié sur ce premier point, nous serviront à établir dans une deuxième partie les relations de la pectoriloquie aphone avec d'autres phénomènes d'auscultation et à indiquer le sens dans lequel, à notre avis, doit être recherchée sa pathogénie.

En troisième lieu nous montrerons quels sont pour nous son but et son utilité pratiques. Notre argumentation basée sur ces trois chefs principaux, les conclusions devront en découler d'elles-mêmes et s'être déjà imposées à l'esprit.

CHAPITRE PREMIER

Que la pectoriloquie aphonique caractérise les épanchements séreux, que son absence se remarque le plus
ordinairement dans les collections purulentes, c'est là ce
que démontre bien certainement la généralité des faits.
Mais qu'il existe des exemples du contraire, cela n'est
point rare non plus, et quelques exceptions suffisent pour
faire perdre beaucoup d'importance à une théorie que
son auteur a élevée au rang d'une doctrine. Nous nous
proposons de rapporter quelques observations de cette
nature; parmi elles nous en trouverons dans lesquelles,
chez le même malade, l'opinion de Baccelli sera tour à
tour en harmonie ou en contradiction avec la réalité, la
nature du liquide étant chaque fois constatée.

En donnant à l'appui de notre cause le résultat de
l'examen de chacun des sujets en question, qu'il soit bien
entendu que ce n'est point notre simple témoignage, mais
celui de nos maîtres dans les hôpitaux et de nos collègues
que nous invoquons. L'empressement de ceux-ci à nous
fournir aussi complets que possibles les documents re

cueillis sous la savante direction de ceux-là est la meilleure garantie de leur sincérité.

En fait d'observations ayant trait aux épanchements pleurétiques, nous n'avons admis que celles dans lesquelles la nature du liquide fut contrôlée par l'autopsie ou la thoracentèse. Cette condition était à nos yeux d'une nécessité absolue pour conserver à notre travail le mérite de reposer au moins sur les résultats d'un sévère examen. Les exemples de pleurésies évidemment séreuses, puisqu'elles ont guéri sans ponction et par résorption du liquide, dont l'auscultation et la percussion révélaient l'abondance moyenne, ne nous ont pas fait défaut. Dans ces cas la pectoriloquie aphone, le souffle et les modifications de la voix haute manquaient évidemment. Nous ne faisons que les signaler ici sans leur donner une plus grande importance, puisque nous n'avons pas vu le liquide pleural.

La thoracentèse est moins souvent appliquée aux épanchements séreux qu'aux purulents, de là la difficulté plus grande que nous avons eue à trouver pour les premiers des observations réunissant tous les éléments que nous devions exiger.

Nous en devons deux à l'obligeance de M. le docteur Tripier. Elles remontent à l'année 1873, époque à laquelle M. Tripier recherchait déjà la pectoriloquie aphone, sur laquelle M. Budin avait fait une communication que nous rapporterons plus loin.

OBSERVATION I. — Benoit Desvignes, veloutier, âgé de 17 ans, entre le 15 janvier, salle Saint-Charles. — *Pleurésie droite.*

Bonne santé habituelle. Il y a un mois, courbature et malaise général, frissons, point de côté dans le mamelon droit. Le malade se repose deux à trois jours, puis reprend son travail, qu'il n'a abandonné que depuis cinq jours avant d'entrer à l'Hôtel-Dieu.

Le thorax présente une voussure exagérée du côté droit en arrière. En avant, matité à partir de la quatrième côte; en arrière, elle commence au niveau de la partie moyenne de l'omoplate. Dans toute la région correspondante et toujours du côté droit, perte complète des vibrations thoraciques, respiration puérile en avant sous la clavicule; on entend en arrière, mais très faiblement, le murmure vésiculaire au niveau de la partie moyenne de l'omoplate.

On ne trouve nulle part *ni souffle, ni égophonie, ni aucun retentissement de la voix*, on ne note pas de *pectoriloquie aphone*. Presque pas de troubles fonctionnels.

16 janvier. — Ponction dans le 7me espace intercostal avec la canule n° 2 de l'aspirateur de Dieulafoy. Il s'écoule un liquide citrin, environ 1300 grammes.

17 janvier. — Respiration très obscure à la région postéro-externe; on entend la respiration, mais très faible, le long de la colonne vertébrale jusqu'en bas.

21 Contour du thorax = 0^{m}75.

5 février. — Le malade va en convalescence. A cette époque on entend partout le murmure vésiculaire à la partie postéro-externe. Respiration toujours très obscure, l'épanchement ne s'est pas reproduit.

OBSERVATION II. — Jean Duret, voiturier, âgé de 39 ans, entre à l'Hôtel-Dieu, salle Saint-Charles, le 11 juin 1873. — Pleurésie droite.

Bonne santé habituelle. Autrefois fièvre intermittente en Afrique, guérie en deux ans.

Il y a trois semaines, point de côté subit sous le mamelon droit toux, oppression et frissons le lendemain.

Le malade a continué à travailler quelques jours; mais la douleur persistante, la dyspnée croissante, l'ont forcé à s'aliter depuis huit jours.

Le thorax est manifestement dilaté à droite; les mouvements du diaphragme sont restreints; la matité remonte à peu près jusqu'à l'épine de l'omoplate, en avant jusqu'au troisième espace, quand le malade est debout. Dans le décubitus, il n'y a pas de matité en avant. Pas de son tympanique à proprement parler.

Diminution de la respiration dans les portions mates, absence complète dans le tiers inférieur. Diminution très notable des vibrations thoraciques.

Pas de souffle, pas d'égophonie, pas de pectoriloquie aphone.

Du côté opposé, respiration supplémentaire, toux légère, expectoration sans caractères particuliers.

Le 12 juin, la ponction faite dans le sixième espace intercostal donne issue à 2300 grammes de liquide citrin contenant une insignifiante proportion d'hématies et de leucocytes.

A plusieurs reprises l'écoulement s'est arrêté à cause des cloisons, qu'il a fallu rompre. La respiration a reparu, ainsi qu'une sonorité relative. La matité persiste encore dans le quatrième espace en avant, quand on fait asseoir le malade.

20 juin. — Obscurité de la respiration dans la région postéro-externe du côté droit ; le liquide ne s'est pas reproduit.

Le malade sort le 28 juillet.

Remarquons dans cette observation la présence de ces cloisons arrêtant l'écoulement du liquide et qu'il faut déchirer avec le trocart. Nous verrons plus tard que M. Tripier regarde l'absence d'adhérences comme indispensable à la production de la pectoriloquie aphone.

Nous venons d'observer à l'hôpital de la Croix-Rousse deux faits analogues. Ces malades ont été examinés au point de vue tout spécial qui nous occupe, l'un par M. le docteur Clément, professeur agrégé de la Faculté, l'autre par M. le docteur Schaack, médecin des hôpitaux. Ces derniers ont un droit égal à notre reconnaissance, ainsi que leurs internes, nos excellents collègues MM. Cartier et Hortolès, pour l'empressement apporté par eux à rechercher à notre intention des documents sérieux et incontestables.

OBSERVATION III. — Cachet Charles, 43 ans apprêteur, est

entré le 16 octobre 1878, à l'hôpital de la Croix-Rousse (salle Saint-Irénée, 56). Service de M. le Docteur Clément. — Pleurésie gauche.

Depuis un an, toux et expectoration sans malaise notable. Il y a un mois, refroidissement et point de côté à gauche, frissons et dyspnée intense. Toux et expectoration nulles. Un peu d'amaigrissement, sueurs nocturnes habituelles, pas d'hémoptysies. Le point de côté persiste sous le mamelon gauche.

Poumon droit sain partout ; respiration supplémentaire. A gauche en arrière, submatité dans les deux tiers inférieurs ; diminution notable des vibrations thoraciques ; respiration très perceptible, mais faible et obscure, surtout comparativement avec le côté droit. Ni râles ni frottements, *pas de souffle, pas d'égophonie, pas de pectoriloquie aphone*. En avant, sonorité et respiration normales.

21 octobre. — La ligne de matité commence en arrière à un travers de doigt au-dessous de l'omoplate ; en avant elle se limite brusquement par une ligne verticale passant par le mamelon. Au-dessus de la ligne horizontale de la matité absolue se trouve une ligne de submatité.

25 octobre. — Vibrations thoraciques abolies dans la région mate, respiration obscure, *ni souffle ni pectoriloquie aphone*.

31 octobre. — La matité occupe les mêmes limites, excepté en avant, où elle s'arrête juste au niveau du bord axillaire du grand dorsal. État général bon, un peu de dyspnée et de douleur thoracique. *Pas de souffle, pas d'égophonie, pas de pectoriloquie aphone.*

8 novembre. — Persistance de la dyspnée et de la douleur thoracique, respiration obscure dans la région mate, *absence du souffle, de l'égophonie et de la pectoriloquie aphone*.

Le 19 novembre. Le même état persiste ; l'auscultation donne toujours les mêmes résultats. Désespérant de voir se résorber le liquide, qu'il suppose enkysté d'après la forme de la ligne supérieure de matité, M. le docteur Clément fait une ponction, par laquelle il retire un demi-litre de sérosité citrine et transparente, dont une quantité à peu près égale reste dans la plèvre. Le malade accusant de la douleur, il fut jugé prudent d'arrêter l'écoulement.

Observation IV. — Gonin François, manœuvre, âgé de 51 ans, est entré salle Saint-Pothin (n° 12), le 12 novembre 1878

(service de M. le docteur Schaack); ce malade est atteint de pleurésie droite avec épanchement, notons aussi une scoliose. Il a des habitudes alcooliques avouées, mais aucun antécédent pathologique héréditaire.

Douze jours avant son entrée le malade en s'éveillant a éprouvé des frissons avec violent point de côté à droite l'empêchant de respirer. Depuis ce jour l'oppression resta très forte, la toux, d'abord fort pénible, s'est amendée. Les crachats sont muco-purulents.

Diminution des vibrations thoraciques à droite, bien que conservées; *pas de souffle, pas de pectoriloquie aphone, ni d'égophonie.*

Le 17 novembre, délire toute la nuit, pendant laquelle le malade s'est levé plusieurs fois. Persistance de l'oppression, matité complète dans le côté droit. Conservation des vibrations au tiers supérieur seulement. Résonnance skodique dans ce tiers supérieur en avant et à droite, respiration = 48.

Le 18 novembre, délire bruyant toute la nuit précédente ; le malade fut encore ausculté avec soin au point de vue de la pectoriloquie *aphone;* celle-ci manquait ainsi que le souffle et l'égophonie. La mort survint la nuit suivante du 18 au 19.

Le 19 novembre, *quelques heures seulement après le décès,* notre collègue M. Hortolès voulut bien faire en notre présence une ouverture de la plèvre, et celle-ci laissa échapper un flux abondant de sérosité pure, un litre et demi environ.

Le lendemain, à l'autopsie, on trouve encore dans la plèvre droite une quantité de liquide citrin égale à peu près à celle qui s'est déjà écoulée. Le poumon est atélectasié, refoulé sur son hile et relié aux parois costales par des adhérences anciennes, fibro-cellulaires, longues de quatre à cinq centimètres. Cet organe était parsemé de quelques noyaux tuberculeux.

La cavité pleurale sur la partie latérale et en arrière est traversée par des brides assez nombreuses et assez larges et formant en quelque sorte des cloisons dans son intérieur.

Sur le diaphragme existent quelques fausses membranes récentes et minces.

Maintenant nous sommes fixé sur la mesure dans laquelle nous devons prendre en considération la présence de la voix aphone dans l'épanchement séreux de la plèvre.

Pour compléter cette étude nous allons examiner au même point de vue la pleurésie purulente ou plutôt la nature hétérogène du liquide exsudé. Celui-ci peut être du pus, du sang ; il peut encore être séro-fibrineux, tenir en un mot des éléments corpusculaires en suspension. L'absence de la pectoriloquie aphone, pour Baccelli, est fatalement liée à ces différents états moléculaires. Parmi une série d'observations contraires à cette affirmation, la première d'un intérêt capital à divers points a été recueillie dans le service de M. le docteur Tripier par notre collègue d'internat et ami, M. Badolle.

Il s'agit d'une dothiénentérie avec pleurésie double au moment de la convalescence ; épanchement purulent à droite, séreux à gauche, comme le vérifia l'autopsie.

OBSERVATION V. — Jean Tholet, cultivateur, âgé de 24 ans, entre dans le service de M. le Docteur Tripier (Hôtel-Dieu, salle Sainte-Jeanne), le 11 août 1878.

Malade depuis six semaines, il a eu une diarrhée abondante, séro-muqueuse et fétide ; dans la fosse iliaque droite, gargouillement assez prononcé. L'abdomen météorisé présente quelques taches rosées, les narines sont pulvérulentes. Toux légère, râles muqueux aux deux bases, incohérence des idées, oscillation de la température entre 40 et 41 degrés avec rémission matutinale nulle. Le traitement de Brandt est appliqué dans toute sa rigueur.

Le 14 août, les bains produisent un effet sensible. De 40° 7, la température tombe à 39° 8 et 39° 5.

Le 17, la température a dépassé 39° jusqu'au 16 ; aujourd'hui elle se maintient à 39° degrés et au-dessous. Les troubles de l'idéation, très marqués jusqu'ici et caractérisés par l'hébétude, diminuent. Râles muqueux aux bases.

Le 21, pas de bains. Température = 38° 5.

Le 30 août, le malade prend son dernier bain ; jusqu'au 7 septembre il va bien, et sa température = 37° 5.

Le 7 septembre apparaît un point de côté subit à la base droite.

On y constate de la matité, de la diminution des vibrations thoraciques avec râles muqueux. Il y a un bruit de *souffle* plus marqué à l'expiration, de la *pectoriloquie aphone*. Les urines n'offrent pas d'albumine.

Le malade dit qu'un de ses frères est mort d'une pleurésie.

Le 12, la fièvre s'élève; la veille la température était à 40° 2. Le malade est dans l'anxiété. Matité en arrière dans tout le côté droit.

A l'auscultation, modification des vibrations vocales sans égophonie véritable; au sommet droit, en avant, bruit skodique.

Le 13, l'aphonie est de plus en plus marquée.

Le 17, perte des forces, sueurs abondantes pendant la nuit.

Le 18, diarrhée; grande dyspnée, râles trachéaux. Matité à la base du côté gauche; à ce niveau, bruit de *souffle* très intense avec *pectoriloquie aphone* très nette.

A droite, en arrière, *pectoriloquie aphone* en dedans de l'angle inférieur de l'omoplate sur une ligne correspondant à l'angle des côtes. Au même point, souffle *peu marqué* comme, du reste, la *pectoriloquie*, tous deux sont moindres que les jours précédents.

Le malade meurt le 19, à une heure du matin.

L'autopsie, faite le 20, révèle, dans le côté droit, trois à quatre litres d'un liquide purulent. Ce liquide, dont la densité est 1020, épais, fétide, gélatiniforme, recueilli dans un vase, y tombe par grosses masses, en un seul bloc, comme une colle épaisse et filante. Au microscope, il se caractérise par une multitude de globules purulents.

L'épanchement occupe la base droite du thorax, et sa limite supérieure s'élève un peu au-dessus du hile du poumon. Le liquide est renfermé dans une vaste poche divisée en deux parties communiquant entre elles inférieurement. Ce cloisonnement est dû à une languette pulmonaire adhérente à la paroi thoracique, au niveau d'une ligne verticale passant par l'angle des côtes et descendant jusqu'à l'insertion du diaphragme. La cavité interne est en rapport en dedans avec le médiastin postérieur et s'élève jusqu'à l'origine des bronches. L'externe occupe la partie postérieure externe du thorax et communique avec l'espace compris entre le lobe moyen et le lobe inférieur du poumon. La languette pulmonaire, rétrécie à sa partie moyenne, affecte la forme d'un sablier [1].

La plèvre est épaissie, l'exsudat purulent qui recouvre sa surface libre s'enlève facilement par raclage. Le poumon droit est refoulé à la partie supérieure du thorax, il n'y a pas de tubercules. Le poumon est adhérent à la paroi dans son tiers supérieur. À la base de ce poumon et dans sa partie postérieure, dans la portion de la languette élargie, on constate par des coupes la présence de deux ou trois cavités grisâtres, mal limitées, à parois tomenteuses, exhalant une odeur très fétide due à la présence d'un liquide sanieux. Selon M. Tripier, ce ne sont pas des cavernes, mais des noyaux pneumoniques suppurés ayant amené la purulence de la pleurésie.

Les deux tiers inférieurs de la languette pulmonaire sont à peu près atélectasiés, ils surnagent incomplètement. Atélectasie complète des autres portions du lobe inférieur, du lobe moyen et même de la partie postéro-inférieure du lobe supérieur. La partie antérieure et interne du lobe supérieur du poumon droit est adhérente à la paroi thoracique et à la plèvre médiastine.

Dans la cavité pleurale gauche, liquide séreux peu abondant, un litre environ ; pas de tubercules dans le poumon correspondant, qui est simplement congestionné et a conservé un certain volume, quoique atélectasié.

Cette observation si soigneusement rédigée, ces détails anatomiques si bien décrits, donnent entièrement raison à Baccelli pour ce qui est de la plèvre gauche. Au liquide séreux, mais aussi à l'absence d'adhérences correspond la pectoriloquie aphone très forte, qu'accompagne le souffle également très marqué. À droite, quelle qu'en soit la raison, que nous rechercherons d'ailleurs plus loin, à une abondante quantité de pus se lie de même la présence de la voix aphone moins forte, il est vrai, qu'à gauche

---

[1] C'est au niveau de cette languette pulmonaire que s'entendaient le souffle et la pectoriloquie aphone.

et toujours accompagnée du souffle, qui a varié dans le
même sens sous le rapport de l'intensité.

OBSERVATION VI. — Un autre cas de pleurésie, non moins in-
téressant, se rapporte à un jeune homme de 26 ans, tuberculeux.

Antoine Vallet est entré à l'Hôtel-Dieu (salle Sainte-Elisa-
beth, service de M. le professeur Lépine) le 2 juillet 1878.

M. Garel, interne de service, note les détails suivants :

Le malade souffre depuis un an, il a eu quelques légères hémoptysies, et enfin une pleurésie l'hiver dernier.

Lors de son entrée à l'hôpital, il est en proie à une oppression
plus grande que de coutume, avec point de côté à gauche. Voussure considérable de ce côté, qui est mat dans toute sa hauteur.
On perçoit du souffle et de la voix soufflée dans toute l'étendue.
La ponction, faite le 22 juillet, donne issue à un litre de pus.

Le 6 août l'épanchement est reproduit ; quelques jours avant
dans l'observation a été notée la *voix soufflée juste* dans les
points où se *perçoit le souffle*. La ponction donne encore un
litre de pus.

Le 13 août, nous avons examiné ce malade, sujet de l'observation de M. Garel. Nous constatons sous la clavicule le souffle et
la pectoriloquie aphone ; on perçoit encore ce souffle près de
l'angle inférieur de l'omoplate, là où existe la pectoriloquie
aphone. Il est vrai qu'il faut ausculter avec beaucoup de soin,
pour peu que l'on déplace l'oreille on ne l'entend plus.

Le 6 septembre, l'épanchement reproduit remplit presque tout
le côté gauche. Le souffle, très doux, s'entend à peine ; il en est
de même de la pectoriloquie aphone, que l'on perçoit encore un
peu. Le malade refuse la ponction et veut s'en aller.

Le 8 novembre, nous le retrouvons à l'hôpital de la Croix-
Rousse (salle Saint-Irénée, service de M. le Dr Clément). Tout le
côté gauche est mat, la percussion douloureuse, les parois thoraciques sont œdématiées ; une des anciennes piqûres des ponctions
est devenue fistuleuse et laisse constamment écouler du pus. Il
n'y a plus de souffle, plus de pectoriloquie.

Pourquoi ici cette absence n'a-t-elle pas été dès le
début liée à la présence bien constatée du pus, ainsi que
le voudrait la théorie ? Est-ce que, en dernier lieu, il se

serait formé des membranes enkystant le liquide et qui d'abord n'existaient pas ? Dans l'opinion de M. Tripier cette explication serait plausible. Nous posons la question sans la résoudre, mais ce qui est bien certain c'est que la nature du liquide ne peut être en cause.

M. le professeur Teissier, notre président de thèse, a bien voulu nous donner la communication verbale d'un fait analogue. Il s'agit d'un jeune homme présentant de la dyspnée, avec épanchement considérable accompagné de fièvre intense, de frissons; la température s'élevant le soir à 40°. Tout était en faveur de la nature purulente de cet épanchement. La pectoriloquie aphone s'entendait cependant très nette et très évidente. Cette dernière fut constatée par M. le docteur Lacour en même temps que par M. le professeur Teissier. Au bout de peu de jours, la paroi thoracique devenait fluctuante, il se formait un empyème, le pus s'écoulait en abondance et le malade succombait bientôt.

Les faits précédents sont tous à peu près la répétition les uns des autres. Notre collègue d'internat, M. Pangon, nous a donné en détail l'historique d'un cas d'hémothorax offrant le phénomène de la pectoriloquie aphone. Nous l'avons constatée pendant plusieurs jours avec M. Pangou, et, chose plus importante, elle fut remarquée d'abord par M. Badolle presque aussitôt après l'accident, alors que l'on ne pouvait invoquer la séparation du sérum du sang.

OBSERVATION VII. — Jean-Marie Tillet, domestique, âgé de 19 ans, entre le 15 août 1878, à l'Hôtel-Dieu (salle Saint-Sacerdos, service de M. le professeur Ollier).

Tenant un fusil par le canon, il laisse retomber la crosse à terre, le coup part et une partie de la charge atteignant le bras droit, l'autre pénètre dans la poitrine entre le mamelon et le bord droit du sternum. Il y a une plaie au bras, sur laquelle nous ne dirons rien ; d'ailleurs elle est légère et le plus grand nombre des grains de plomb a frappé le thorax.

Il n'y eut ni chute ni perte de connaissance, mais seulement aussitôt une dyspnée intense.

La plaie de la poitrine a un diamètre d'environ huit centimètres. La charge semble avoir fait balle, quelques grains de plomb furent enlevés, d'autres furent arrêtés sur les côtes.

La dyspnée est le symptôme le plus pénible (60 respirations par minute) ; toux légère avec quelques crachats sanglants.

Les mouvements d'expansion se font bien des deux côtés; il n'y a pas d'ampliation thoracique bien appréciable à droite.

Diminution des vibrations thoraciques aux deux tiers inférieurs de ce côté et en arrière avec matité, au sommet droit sonorité exagérée en avant et en arrière, au niveau de la matité plus de murmure respiratoire, que remplace un *souffle doux et voilé avec égophonie et pectoriloquie aphone.*

On diagnostique hémothorax par hémorrhagie du poumon, de la plèvre ou d'une artère intercostale.

Le malade a guéri sans complications. Dès le 17 août, il éprouvait un peu d'amélioration. Celle-ci ne fit que s'accentuer. Le 5 septembre, le souffle, l'égophonie, la pectoriloquie aphone, qui avaient persisté jusque-là, ont disparu, et le 8, le malade a demandé sa sortie.

L'on nous objectera que la nature du liquide n'a été contrôlée ni par la ponction ni par l'autopsie. Mais je ne vois pas ce qu'en quelques instants un coup de fusil peut faire épancher abondamment dans la plèvre, si ce n'est du sang pur.

C'est avec regret que nous renonçons à publier d'autres observations non moins intéressantes. Mais nous ne pouvons donner de trop grandes proportions à une thèse inaugurale.

Ce que nous avons dit suffit à démontrer que Baccelli a avancé une proposition souvent vraie, mais qui n'est pas

une loi. Aussi ne semble-t-il pas que ces lignes aient é
écrites en réponse à son assertion : « C'est une erreur
souverainement préjudiciable, a dit Trousseau[1], que
d'envisager isolément un phénomène pathologique avec
la confiance qu'il va suffire à asseoir un diagnostic. »

[1] Trousseau, *Cliniques de l'Hôtel-Dieu de Paris*, t. II, p. 378, 4ᵉ édi
tion.

CHAPITRE II

Nous avons déjà pu remarquer dans l'histoire pathologique de la plupart de nos précédents sujets que la mention de pectoriloquie aphone était suivie de celle de souffle et d'égophonie. M. Badolle nous dit même que le souffle est très marqué là où la pectoriloquie était aussi très forte ; qu'il est plus doux dans les points où cette dernière est également adoucie. M. Pangon n'est pas moins explicite quand il nous dit, le 15 août : « Il y a souffle, pectoriloquie aphone et égophonie » ; de même quand, le 5 septembre, il constate que *souffle, pectoriloquie aphone, égophonie* ont disparu.

Cette simple considération nous fait ici entrevoir un double rapport d'abord entre le souffle et la pectoriloquie aphone, puis entre le souffle et ces modifications de la voix haute désignées toutes ensemble du terme broncho-égophonie. Cette coexistence est bien évidente dans les faits précédemment rapportés et tous mis à l'abri de l'erreur par le contrôle d'observateurs nombreux et consciencieux. Ces exemples nous montrent non-seulement la corrélation de présence, mais encore celle de caractère entre tous ces symptômes sous le rapport de leur étendue et de leur intensité respectives.

En ce qui concerne le souffle et la voix basse, M. Budin[1] en a depuis longtemps admis la relation. Le sujet de son observation est une tuberculeuse à cavernes considérables à gauche, peu étendues à droite. De ce côté est constaté un souffle très faible, reconnaissable pour une oreille attentive et exercée. Signalant ici tous les phénomènes ordinaires propres aux cavernes, M. Budin insiste particulièrement sur un signe méconnu, dit-il, jusqu'alors et appelé par lui *voix caverneuse éteinte*, par d'autres *pectoriloquie aphonique*. Bien souvent, selon cet observateur, on a, comme chez sa malade, une excavation trop petite pour donner lieu aux bruits classiques cavitaires, il n'y a que du souffle et de la voix bronchique. On ne constate pas cette dernière si le malade est aphone, et, ne le faisant point parler, les preuves physiques manquent totalement. Que le sujet parle à voix basse, on a de la pectoriloquie aphone, puis le souffle assez peu facile quelquefois à saisir, mais n'en existant pas moins.

Déjà ici se laisse pressentir le côté utile et clinique de ce rapport, à l'étude duquel nous consacrerons la dernière partie de ce travail.

Le même fait est constaté également dans les thèses de M. Hermet et de M. Mercadier, que nous avons déjà précédemment citées. Le premier écrit bien nettement qu'il n'y a pectoriloquie aphone qu'autant qu'il existe du souffle.

Le second ne fait aucune remarque sur cette coïnci-

---

[1] *Mémoires de la Soc. de Biologie*, 22 février 1873.

dence. Mais il ne rapporte pas moins huit cas de pleuré
sies purulentes et séreuses et d'un épanchement légère-
ment hématique, dont six se trouvent favorables à ce que
nous avançons. Chez chacun de ces six malades, la pectoriloquie aphone et le souffle sont notés. De plus, chez
le deuxième, dit l'auteur, cette pectoriloquie *est surtout
manifeste là où le souffle tubaire s'entend le plus fort.*

Ce témoignage sans doute est bien un des meilleurs et
des plus sûrs que nous puissions faire intervenir. M.
Mercadier étudie la pectoriloquie aphone dans la pleurésie, mais nullement dans ses rapports avec d'autres signes
stéthoscopiques, qu'il n'a pas à rechercher d'une façon
spéciale. Néanmoins, dans ses observations, il remarque
ces rapports presque partout. Ils sont si évidents, si
faciles à constater qu'ils se présentent en quelque sorte
spontanément sans demander à être l'objet d'un examen
bien attentif.

A propos de la pneumonie, Woillez[1] dit également que
la voix, qu'il a appelée « voix soufflée », se rencontre dans
toutes les conditions organiques où existe le souffle bronchique. Le même observateur a eu onze cas de pleurésies,
dont neuf du côté gauche, qui *toutes* ont toujours pré-
senté la *voix soufflée* dans les points *où se percevait* la
respiration soufflante.

Tout à l'heure nous avons dit qu'entre le souffle respiratoire et la pectoriloquie aphone, il y avait non-seulement concomitance, mais encore similitude au point de vue
de l'intensité et de l'étendue.

Cette dernière partie de la proposition nous paraît suf-

[1] Woillez, *Traité clinique des maladies aiguës des voies respiratoires,*
p. 195.

fisamment établie en ce qui concerne les épanchements, par les observations rapportées précédemment.

Eh bien, ce qui est reconnu vrai pour ces cas l'est également pour toutes les circonstances dans lesquelles il existera du souffle, quelles que soient les lésions pathogéniques de ce dernier. C'est ce que vont nous démontrer les exemples suivants.

Les deux premiers sont pris dans le service de M. le docteur Chavanne, médecin de l'Hôtel-Dieu de Lyon, et nous les devons à l'obligeance de notre collègue M. Bard, interne du service.

Observation VIII. — Geneviève Ruer, ménagère, âgée de 31 ans, est franchement phtisique. Lors de son entrée, le 26 juillet 1878, elle était malade depuis huit mois. Matité au sommet droit, submatité à gauche, sonorité profonde des bases, surtout à gauche. Phénomènes cavitaires dans les deux sommets. — A droite, près de la colonne, au niveau de la partie moyenne du poumon, souffle dur et rude. La pectoriloquie aphone se perçoit *partout où* l'on constate le caractère soufflant de la respiration. Mais au retentissement cavitaire et relativement doux des sommets, correspond une voix obscure, tandis qu'à la rudesse respiratoire de la partie moyenne du poumon droit répond une voix également rude et franchement articulée, il semble qu'ici l'on soit plus près que tout à l'heure de celui qui parle.

Observation IX. — Marie Givre, également phtisique, mais seulement au début, est âgée de 28 ans ; elle est entrée le 4 août 1878. Elle n'a point dépéri et n'offre que des symptômes locaux, un peu de submatité aux sommets avec expectoration mucoso-purulente. Au sommet gauche quelques craquements très rares ; pas de souffle, pas de pectoriloquie, pas de bronchophonie, au sommet droit quelques craquements avec souffle doux, bronchophonie et pectoriloquie également très douces, mais très manifestes.

Dans ces deux exemples, nous avons vu une identité de caractère entre la respiration et la voix basse. Dans

une nouvelle observation due à **M.** Durand, notre collègue, nous allons trouver chez le même malade, successi-
vement absence, puis apparition simultanées et change-
ment de timbre dans le souffle et la pectoriloquie.

OBSERVATION X. — Saithon Amable, menuisier, est âgé de 34
ans ; il entre le 24 août, salle Saint-Augustin. Le diagmostic est
celui de broncho-pleuro-pneumonie. Chez cet homme point d'an-
técédents héréditaires, bronchite chronique il y a dix ans, toux,
expectoration muqueuse, depuis huit mois, pas d'hémoptysies.
Refroidissement il y a huit jours ; point de côté à la base du poumon droit en arrière, mais pas de point sous-mamelonnaire ;
frissons.

En avant submatité des deux côtés ; en arrière à gauche sonorité ;
à droite submatité au tiers moyen ; matité absolue à la base. Partout râles ronflants et sibilants, excepté au tiers inférieur en arrière
à droite.

A la base droite, frottements humides, pas de murmure vésiculaire, au tiers moyen, diminution des vibrations thoraciques. *Pas
de souffle, pas de pectoriloquie aphone, pas d'égophonie.*

Le lendemain, 25 août, vers l'angle inférieur de l'omoplate,
bouffées de râles crépitants inspiratoires, pectoriloquie aphone à
ce niveau et en même temps souffle aux deux temps de la respiration. L'épanchement n'occupe qu'une faible étendue, crachats
visqueux et peu teintés.

Le 27, le souffle et la pectoriloquie persistent.

Le 29, selon M. Durand, diminution du souffle, persistance de la
pectoriloquie seulement aux points où le souffle se perçoit.

A la base, frottement pleuraux humides ; à ce niveau pas de
souffle et pas de pectoriloquie aphone.

Le 30, dit M. Durand, on distingue un souffle excessivement
dur et rude au-dessous de l'angle inférieur de l'omoplate et en
ce même point la pectoriloquie aphone, qui a persisté, a pris un
timbre également dur et rude, par lequel l'oreille est péniblement
impressionnée.

Nous pourrions pousser plus loin ces citations, ce qui
nous semblerait superflu. Les deux premiers cas sont

bien démonstratifs. Chez l'une de ses malades, M. Bard affirme bien positivement qu'à la rudesse respiratoire, localisée en un point, répond une voix rude et bien articulée. Chez l'autre, le sommet gauche n'offre ni souffle ni pectoriloquie aphone. Le droit présente ces deux phénonèmes et, de même que le souffle, la pectoriloquie aphone est très douce.

L'observation de notre collègue, M. Durand, est pour ainsi dire un exposé général et un résumé de toutes les autres. Nous y constatons d'abord que le souffle et la pectoriloquie aphone *manquent ensemble;* puis nous les voyons *apparaître ensemble;* et enfin quand le timbre de l'un se caractérise par la dureté et la rudesse, il en est de même pour l'autre.

L'évidence de la connexion entre le souffle et la pectoriloquie aphone est suffisamment mise en lumière par les développements précédents. Au commencement de ce chapitre nous avons déjà donné à entendre qu'il pourrait bien en être de même entre le souffle et la voix haute. A la présence du souffle serait liée une qualité de la voix haute, qui selon le cas consistera dans un simple renforcement, la bronchophonie, la pectoriloquie vraie ou un timbre particulier, qui en fera l'égophonie. Le terme broncho--égophonie résume bien d'un mot l'infinie variété de tous ces caractères.

La plupart des faits rapportés plus haut s'accordent pour démontrer l'exactitude de cette seconde proposition. Il nous suffira de les interroger à ce nouveau point de vue sans altérer leur réelle signification.

Bien qu'il soit regrettable que dans l'observation de M. Durand le parallèle du souffle et de l'égophonie n'ait pas été continué comme pour la pectoriloquie aphone, remarquons cependant que cette forme de la voix haute y est mentionnée une seule fois, pour dire qu'elle est absente en même temps que le souffle : *Pas de souffle, pas d'égophonie*.

Cette absence concomitante des deux phénomènes est de même consignée dans nos pleurésies séreuses.

Chez le malade de M. Pangon, il y a eu souffle doux et égophonie; jusqu'au jour de sa guérison, ces deux termes sont toujours demeurés liés entre eux, pour disparaître également ensemble.

L'observation suivante constate un fait analogue. Recueillie dans le service de M. le professeur Teissier par son interne M. Chappet, à l'amitié duquel nous en sommes redevable, elle est trop longue pour pouvoir être rapportée en entier. Nous n'en citerons que la partie relative à la question qui nous occupe.

OBSERVATION XI. — Pierre Jas, forgeron, âgé de 41 ans, entre le 26 octobre 1878 à la salle Saint-Martin. Malade depuis longtemps, il a vu son état s'aggraver depuis le mois d'août. Il éprouve aujourd'hui une oppression intense, avec sensation de plénitude dans le côté droit de la poitrine.

Le 16 octobre on note : pas de souffle véritable, pas d'égophonie, si ce n'est un léger chevrotement vers la partie moyenne. En d'autres termes, souffle et égophonie sont ici bâtards.

Le 19 octobre, il est mentionné bien nettement : souffle au-dessus et en dedans de l'angle de l'omoplate, broncho-égophonie, pectoriloquie aphone.

La ponction donne issue à un litre et demi de sérosité hématique.

Le malade mourut le 23 octobre; l'autopsie révéla la reproduction de l'épanchement; il y avait trois à quatre litres de sérosité moins hématique que celle évacuée par le trocart. Le poumon, entièrement libre d'adhérences, était complètement atélectasié.

La relation du souffle et de la voix haute est donc
nettement constatée ici ; M. Bard également dit que
chez l'une de ses malades, au sommet gauche il n'y a ni
souffle ni bronchophonie ; que ces deux phénomènes
existaient à droite, où ils sont tous les deux très doux.
Dans sa première observation, M. Bard se tait en ce qui
concerne la voix haute.

Ce rapport, prouvé par les faits précédemment exposés,
a bien de tous temps été considéré comme certain par
les observateurs. C'est ainsi qu'en parlant de l'égophonie
dans la pleurésie, Laënnec a dit : « Dans les points où
elle a lieu, on obtient souvent le phénomène de la respiration trachéale (souffle) et celui de la bronchophonie. »

Dans l'ouvrage de Woillez déjà cité, nous lisons (page
297) que Netter regarde la respiration soufflante, dans la
pleurésie, comme *liée constamment* à l'égophonie.

De même Niemeyer[1], sans employer le terme constamment, regarde la coïncidence comme positive entre les
phénomènes vocaux et respiratoires, quand il écrit :
« Dans des cas extrêmement rares de pleurésies où il n'y
a ni cavernes ni pneumothorax, on peut entendre du
souffle amphorique et de la pectoriloquie. » Cette modification de la voix haute, dans la pensée du professeur de
Tubingue, est regardée comme liée fatalement à celle de
la respiration.

C'est bien là ce qu'enseigne M. le professeur Jaccoud[2]
quand il dit à propos de la pleurésie : « La voix auscul-
tée présente des caractères variables, qui sont en harmo-

---

[1] Niemeyer, *Path. interne*, 3ᵉ édit. française, 8ᵉ édit. allemande ; tom. I,
p. 226.

[2] *Path. interne*, 4ᵉ édition, t. II, p. 14 ; Jaccoud.

nie avec ceux du bruit respiratoire et du souffle ; parfois cependant, le silence est complet en ce qui concerne la respiration et il ne l'est pas relativement à la voix, qui parvient encore à l'oreille comme un bourdonnement confus et lointain.

« La voix est bronchique si le souffle a ce caractère, caverneuse, amphorique quand le souffle le devient, enfin elle offre un chevrotement particulier quand le souffle est doux et voilé.

« Le parallélisme des caractères de la voix et du souffle résulte de la similitude des causes génératrices.

« Si ces conditions purement physiques ne pouvaient être réalisées que par un liquide, les signes correspondants révéleraient à coup sûr la présence d'un épanchement. »

En résumé, il reste acquis pour nous qu'il y a une étroite relation entre le souffle et la pectoriloquie aphone d'une part, et entre le souffle et les modifications de la voix haute constituant la broncho-égophonie d'autre part. Par conséquent cette relation est établie aussi entre la voix haute et la voix basse. Les trois termes souffle, voix aphone, broncho égophonie marchent de pair ; ils paraissent et disparaissent ensemble, participent des mêmes caractères, des mêmes causes, et quand l'un se manifeste, si faiblement que ce soit, il n'est jamais isolé : on trouvera toujours les deux autres en un point plus ou moins restreint, si on les cherche avec soin.

Pathogénie. — M. Jaccoud a dit : « Le parallélisme des caractères de la voix et du souffle résulte de la similitude des causes génératrices. »

Selon nous, le souffle et la voix aphone participent des mêmes causes, et la proposition du professeur de Paris au sujet de la voix haute est entièrement applicable ici.

Aussi dirons-nous avec M. le docteur Tripier : « La recherche des causes du souffle respiratoire permettra de trouver celles de la pectoriloquie aphone. »

Les traités de pathologie nous apprennent que parmi les conditions favorables à la transmission du souffle figurent tous les états rendant le parenchyme pulmonaire meilleur conducteur. Tantôt il s'agira de l'hépatisation de la seconde période de la pneumonie, de la tuberculisation au début, que caractérise l'état de crudité ; tantôt d'un épanchement séreux, purulent, hématique ou gazeux, qui, tassant, refoulant le poumon, en amènera l'atélectasie. Une tumeur des parois thoraciques, de la plèvre, du médiastin, aura les mêmes conséquences et constituera elle-même une masse plus ou moins dense, jouissant aussi d'un certain pouvoir conducteur.

Nous connaissons également l'influence de ces circonsjances sur la voix haute.

Mais toutes ces lésions pathologiques ne donnent pas au souffle le même caractère d'intensité. Au point de vue de la conductibilité, selon M. le docteur Féa[1] l'atélectasie due à un épanchement occupe le premier rang. Elle jouit plus spécialement de cette propriété en raison d'abord de la condensation pulmonaire qui la constitue, puis de la perméabilité ordinairement conservée des bronches. L'hépatisation viendrait en second lieu, mais ici bien souvent les matériaux encombrant les canaux respiratoire

---

[1] Ch. Féa, *Étude sur la transmission des bruits respiratoires dans les grands épanchements pleurétiques* ; th. de doctorat, Paris, 1876.

diminuent et même abolissent la conductibilité. L'induration tuberculeuse serait la dernière sous ce rapport.

Puisque l'atélectasie consécutive aux épanchements semble la plus favorable à la transmission du souffle respiratoire, on croit devoir en conclure à l'existence de cette propagation dans tous les cas d'épanchements, quelle que soit leur nature. Mais il n'en est point ainsi ; pour ce qui est des épanchements séreux, tous les auteurs disent que le souffle est incompatible avec leur grande abondance ; il ne se perçoit que si le liquide est en quantité moyenne. Dans l'observation de M. Badolle, il n'y avait qu'un litre de sérosité dans la plèvre gauche, aucune adhérence du poumon, ni fausses membranes enkystant le liquide. Ces deux dernières conditions, dans la théorie de M. Tripier, sont indispensables à la réalisation du souffle. Selon ce dernier, ces adhérences s'opposant à l'entrée de l'air dans les ramifications bronchiques et gênant les mouvements de la respiration sont encore un obstacle à la réalisation du phénomène. Pour lui, les pleurésies enkystées agissent dans le même sens, et c'est là, dit-il, ce qui se passe dans les épanchements purulents. Cependant, M. Féa rapporte que le souffle peut être perçu dans des cas où le liquide est très abondant. Il explique très justement le fait par la présence d'une portion de poumon, à laquelle une adhérence n'a pas permis de s'éloigner beaucoup de la paroi thoracique. Nous croyons que l'on peut interpréter ainsi la persistance du souffle dans certaines pleurésies purulentes, et ce qu'a constaté l'autopsie dans le côté droit du malade de notre collègue M. Badolle en est une péremptoire confirmation.

Et nous ne voyons rien de paradoxal à admettre cette

double action. N'est-il pas fréquent de constater un silence absolu dans la poitrine siège d'un vaste épanchement, et d'entendre le murmure vésiculaire dans la gouttière vertébrale ? Quoi d'étonnant à ce qu'une bride retenant le poumon sans le comprimer, agisse dans le même sens ? Que celle-ci, au contraire, l'enlace de façon à lui interdire tout mouvement d'expansion, le souffle du même coup est diminué ou aboli.

Dans la théorie de M. le docteur Tripier tout ce que nous venons de dire du souffle est applicable à la pectoriloquie aphone. Dans cette manière de concevoir le mécanisme de celle-ci, il est admis que, pouvant faire défaut dans les pleurésies séreuses, elle se constate dans certains épanchements purulents ou non homogènes. Ces cas ne sont pas les plus ordinaires et, pour M. Tripier, quand elle manque avec un liquide séreux de moyenne abondance, ce peut être parce qu'il est enkysté. Comme, d'autre part, les pleurésies purulentes sont le plus ordinairement dans cette dernière condition, moins souvent réalisée pour les épanchements séreux, c'est une des raisons de la fréquence plus grande de la pectoriloquie aphone dans ces derniers.

Donc perméabilité des bronches, absence d'adhérences gênant l'expansion du poumon et enkystant le liquide, telles sont les dispositions anatomiques propres à faire naître le souffle et la voix aphone. L'abondance moyenne de l'exsudat est aussi indispensable ; la présence de ces phénomènes acoustiques dans les grands épanchements peut s'expliquer, avec M. Féa, par l'intervention d'une bride retenant une lame pulmonaire près du thorax sans la comprimer.

Nous ne prétendons point avoir donné une explication définitive d'un fait d'auscultation, au sujet duquel se sont élevées de nombreuses discussions. Nous avons essayé d'indiquer dans quel sens cette interprétation nous paraît devoir être recherchée.

Il nous reste à démontrer à quoi doit réellement se réduire l'importance, en clinique, de la pectoriloquie aphone ; c'est ce qui fera l'objet du chapitre suivant, et nous arriverons à nos conclusions analogues à celles que M. le docteur Tripier a déjà antérieurement données.

CHAPITRE III

D'après le plan qui nous a guidé jusqu'ici, nous croyons
avoir établi que la théorie du professeur Baccelli se trouve
démentie et infirmée par quelques faits qui, cependant,
ne sont pas les plus nombreux. Mais il n'en résulte pas
moins que la pectoriloquie aphone, utile sans doute à
constater et à prendre en considération *simultanément*
avec les autres signes d'épanchement, ne doit pas consti-
tuer un critérium de la présence et moins encore de la
nature de celui-ci.

Nous avons indiqué d'autre part à quelles modifications de la respiration, selon M. Tripier, devaient se
rattacher celles de la voix et quelle explication plausible
il y avait lieu de donner des unes et des autres. En un
mot pour le souffle et la pectoriloquie aphone il y aurait,
d'après nous, communauté d'origine et identité de signification. Sans doute, si jamais l'observation n'avait été
en contradiction avec la théorie venue de Rome, la
question du diagnostic et du pronostic des épanchements
en recevait une décisive solution et, en même temps,
les indications thérapeutiques si nettement formulées ne
laissaient plus le moindre champ libre aux hésitations.

Mais ils sont encore peu nombreux ceux qui, sans tenir compte d'un état général assez bon, se détermineront, par le fait même de l'absence de la pectoriloquie aphone, à ponctionner un épanchement susceptible de disparaitre de lui-même ou par la simple application d'un vésicatoire. Plus rares certainement seront encore les médecins qui, en face d'un épanchement accompagné de frissons avec fièvre intense et continue, seront rassurés par la présence seule de ce phénomène au point de faire perdre au patient le bénéfice d'une thoracentèse, de laquelle seule on puisse légitimement espérer une terminaison favorable.

Mais de ce que ce caractère de la voix basse, dans les circonstances supposées plus haut, ne nous semble pas suffisant à dicter la conduite du praticien, nous ne prétendons pas lui enlever toute importance d'une façon générale comme signe d'auscultation. Il accompagne, avons nous dit antérieurement, le souffle et toutes les variations de la voix haute. Changeant comme eux, il exprime les mêmes lésions anatomiques. Celles-ci peuvent être diverses et consister soit dans l'hépatisation de la seconde période de la pneumonie, l'atélectasie due aux épanchements, soit dans l'induration des sommets au début de la tuberculose ou enfin les excavations qui signalent la terminaison de cette maladie. Dans tous ces cas, au souffle caractéristique et à la bronchophonie haute s'ajoute la pectoriloquie aphone comme troisième signe pathognomonique et, à ce titre déjà, elle mérite toute l'attention du clinicien auquel aucun élément de sévère examen ne semble superflu.

La coïncidence de la pectoriloquie avec le souffle et la bronchophonie haute dans les états pathologiques précités, ne fait pas encore sa principale valeur séméiologique. Chose plus importante, dans quelques cas, plus facile à percevoir, elle les trahit quand ils sont difficilement appréciables, révélant en même temps, dès le début, les désordres locaux auxquels ils se rattachent.

C'est ainsi que dans l'observation d'un phtisique du service de M. le professeur Rambaud, recueillie par M. Quioc notre collègue d'internat, cette relation de la pectoriloquie et du souffle est établie :

OBSERVATION XII. — Jean Forget, âgé de 33 ans, entré à l'Hôtel-Dieu, salle Saint-Maurice, le 27 avril 1878.—Ses parents sont morts jeunes ; malade lui-même depuis trois mois, il a cessé de travailler à partir de cette époque, il a eu des hémopty-sies, des sueurs nocturnes, son expectoration est purulente.

Percussion — Matité au sommet droit, submatité à gauche, sonorité aux bases.

Auscultation. — Souffle caverneux au sommet droit en avant et en arrière. Il y a là une caverne, le souffle y est rude, creux, retentissant, la pectoriloquie présente les mêmes caractères.

A gauche, on n'entend tout d'abord pas de souffle, mais dans la fosse sus-épineuse contre la colonne vertébrale, il existe un étroit espace, au niveau duquel la pectoriloquie se manifeste très douce. Celle-ci appelant notre attention, nous fit reconnaître le souffle très doux comme elle, inaperçu, mais enfin existant évidemment.

Ici nous posons donc un diagnostic, non pas de la maladie elle-même, trop évidente déjà, mais de l'état local de ce sommet gauche que l'on pouvait croire meilleur, puisque nous n'y constations d'abord pas le souffle.

Une seconde observation de cette nature nous a été également fournie par M. Quioc, qui voulut bien faire un nouvel examen du malade avec nous.

OBSERVATION XIII. — Joseph Meunier est un jeune homme de 18 ans, couché dans la salle Saint-Maurice au n° 18. C'est encore

un phtisique confirmé depuis huit mois avec hémoptysies et tout
le cortège ordinaire de cette maladie. Les deux sommets sont
mats, principalement le droit; de ce même côté cette matité s'é-
tend un peu au-dessous de l'épine de l'omoplate le long de son
bord spinal.

En cette région, à l'auscultation, il y a souffle et pectoriloquie
aphone très nettement affirmés dans l'observation de M. Quioc,
fait également vérifié par M. le professeur Rambaud, chef du service. A gauche, la pectoriloquie aphone est peu marquée; on la
reconnaît cependant. Le souffle également est pour ainsi dire
bâtard et ne se retrouve, avec quelques-uns de ses caractères,
que dans les points *seulement* où la pectoriloquie se manifeste,
si faiblement que ce soit. De plus, pour reconnaître ce souffle, il
faut que l'attention soit d'abord éveillée et sollicitée en ce sens
par cette modification concommitante de la voix basse.

De ces observations citées comme exemples, et dont
nous croyons inutile de multiplier le nombre et de sur-
charger ce travail, il résulte que chez deux malades bien
nettement tuberculeux, la pectoriloquie nous fait rechercher et trouver un souffle encore peu marqué en certains
points. Celui-ci constaté nous démontre que les lésions
dont il est l'expression sont déjà en voie d'évolution
dans les régions qui, jusqu'ici, semblaient être épar-
gnées.

Si maintenant nous appliquons ce mode d'investigation
non plus à des malades déjà profondément atteints,
mais à ces sujets que leur état extérieur ou leurs anté-
cédents héréditaires rendent justement suspects, la pectoriloquie aphone a alors une importance bien autrement
considérable. Un peu de pâleur, de faiblesse, quelquefois
une toux légère, voilà simplement ce qui caractérise les
cas auxquels nous faisons allusion et portés au compte
de la chlorose ou de l'anémie. Si le clinicien interroge

les organes thoraciques, il ne trouve bien souvent rien
d'appréciable à la respiration, ni à la voix haute. Or ce
que celles-ci ne lui auront pas révélé, la pectoriloquie
aphone le lui fera découvrir. Au point où elle se mani-
festera, un examen attentif trouvera quelque part le
souffle d'abord inaperçu. Si faible que soit ce dernier, si
limitée que soit la zone dans laquelle il sera constaté, il
n'en sera pas moins suffisant à affirmer et à localiser une
lésion jusqu'ici simplement soupçonnée et même entièrement méconnue.

La conséquence pratique de ce diagnostic de bonne
heure établi, est tout entière dans le pronostic, qui en
est rendu d'autant plus favorable. A des désordres anatomiques à peine ébauchés sera opposé un traitement
prompt et dirigé en toute connaissance de cause, qui don-
nera au malade toutes les chances que lui aurait fait
perdre une plus longue temporisation.

Après ces dernières considérations, nous croyons pouvoir nous résumer en formulant les conclusions suivantes :

1° Il peut arriver qu'il y ait des pleurésies séreuses
sans pectoriloquie aphone et que celle-ci existe dans des
épanchements purulents.

2° Cette modification de la voix basse manque ou est
présente selon que le souffle lui-même manque ou est
présent.

3° Elle suit le souffle dans toutes ses variations de
timbre et de caractère.

4° Il en est de même des modifications de la voix
haute.

5° La voix basse, la voix haute et le souffle subissent
donc des modifications parallèles. Celles-ci chez tous

trois simultanément existent ou manquent totalement. Quand, au premier abord, l'un de ces phénomènes vocaux ou respiratoires paraît seul offrir ces modifications, on peut être certain de les retrouver chez les deux autres par un examen plus attentif.

6° La pectoriloquie aphone pouvant quelquefois être perçue plus facilement que les modifications du souffle et de la voix haute, qu'elle fait découvrir, apporte à la clinique un élément utile et précieux pour le diagnostic des affections pulmonaires.

FIN

LYON. — IMPRIMERIE PITRAT AÎNÉ, RUE GENTIL, 4,